ANALYSE CHIMIQUE

DE

L'EAU MINÉRALE NATURELLE

DES

SOURCES D'ÉVAUX

(CREUSE),

ENTREPRISE

Par ordre du Ministre de l'Agriculture et du Commerce,

SUR LA DEMANDE

Du Conseil général du département de la Creuse ;

PAR

Ossian HENRY,

Membre de l'Académie royale de médecine,
Chef des travaux chimiques de la susdite Académie,
Professeur Agrégé à l'École de pharmacie.

—

TRAVAIL APPROUVÉ PAR L'ACADÉMIE ROYALE DE MÉDECINE,
Séance du 2 avril 1844.

A PARIS,

CHEZ J.-B. BAILLIÈRE,

LIBRAIRE DE L'ACADÉMIE ROYALE DE MÉDECINE,

RUE DE L'ÉCOLE-DE-MÉDECINE, 17.

1843-1844.

IMPRIMERIE DE BOURGOGNE ET MARTINET, RUE JACOB, 30.

ANALYSE CHIMIQUE

DE

L'EAU MINÉRALE NATURELLE

DES SOURCES D'ÉVAUX

(CREUSE).

PARIS. — IMPRIMERIE DE BOURGOGNE ET MARTINET, RUE JACOB, 30.

ANALYSE CHIMIQUE

DE

L'EAU MINÉRALE NATURELLE

DES SOURCES D'ÉVAUX

(CREUSE),

ENTREPRISE

Par ordre du Ministre de l'Agriculture et du Commerce,

SUR LA DEMANDE

Du Conseil général du département de la Creuse;

PAR

Ossian HENRY,

Membre de l'Académie royale de médecine,
Chef des travaux chimiques de la susdite Académie,
Professeur Agrégé à l'École de pharmacie.

—

TRAVAIL APPROUVÉ PAR L'ACADÉMIE ROYALE DE MÉDECINE,
Séance du 2 avril 1844.

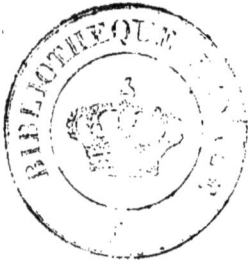

A PARIS,

CHEZ J.-B. BAILLIÈRE,

LIBRAIRE DE L'ACADÉMIE ROYALE DE MÉDECINE,
RUE DE L'ÉCOLE-DE-MÉDECINE, 17.

1843-1844.

ANALYSE

DE

L'EAU MINÉRALE D'ÉVAUX (Creuse).

Préliminaires. — Le conseil général du département de la Creuse avait manifesté plusieurs fois le désir qu'une analyse de l'eau minérale des sources d'Évaux fût faite sur les lieux mêmes par un chimiste de l'Académie royale de médecine, mais ce vœu n'avait pu être jusqu'alors rempli. Au mois de septembre dernier, une nouvelle demande fut faite au ministre de l'agriculture et du commerce pour obtenir cette analyse ; M. le ministre invita l'Académie à lui désigner un de ses membres afin d'accomplir cette mission scientifique, et l'Académie royale de médecine voulut bien m'honorer de son choix, qui fut bientôt agréé par le ministre. En conséquence, au mois d'octobre dernier, je partis pour exécuter, aux sources mêmes d'Évaux, les expériences qui étaient demandées, et rapporter à Paris avec des échantillons d'eau minérale puisée par moi, tous les autres éléments nécessaires à

l'accomplissement de mon travail (1). Ce sont ces résultats
que j'ai l'honneur de soumettre aujourd'hui au jugement de
l'Académie royale de médecine, avant de remettre ce travail
à M. le ministre du commerce.

APERÇU HISTORIQUE SUR ÉVAUX, SUR SON ÉTABLISSEMENT
THERMAL, ET SUR LES NOMBREUSES SOURCES D'EAU MINÉ-
RALE QUI L'ALIMENTENT.

« L'usage des eaux thermales d'Évaux doit remonter à la
» plus haute antiquité ; ces sources, assez abondantes pour
» avoir pu servir à faire tourner un moulin, jaillissent de
» divers points dans les déchirures supérieures d'une gorge
» étroite et profonde, encaissée de roches primitives en grande
» partie formées de feldspath, près de la vieille cité d'*Evahon*,
» aujourd'hui Évaux, capitale du pays de Combraille. Après
» la conquête romaine, aussitôt que les Gaules pacifiées eu-
» rent adopté les mœurs brillantes et le luxe des vainqueurs,
» les thermes d'Évahon prirent un rang distingué parmi les
» établissements de ce genre les plus remarquables; ce fut
» sous le règne d'Auguste qu'un prince gaulois, Duratius,
» gouvernant, au nom de l'empereur, les provinces centrales,
» fit du ravin abrupte d'Évaux le rendez-vous de la bonne
» compagnie de son temps (2). Les roches furent coupées et

(1) Je dois m'empresser ici de remercier publiquement M. Tripier
neveu, médecin-inspecteur de l'établissement thermal d'Évaux, pour
le zèle avec lequel il m'a fourni tous les documents dont j'avais besoin,
et pour la cordiale hospitalité qu'il a bien voulu m'accorder.

(2) On trouve dans l'histoire de saint Martial, apôtre des Gaules, et
notamment de l'Aquitaine et du Limousin, troisième partie par le révé-
rend père Bonaventure de Saint-Amable, religieux carme déchaussé,
édition de Limoges, 1685, pages 20 et 21, « que les bains d'Évaux furent
bâtis par Duratius, proconsul de Jules-César. » (Il n'est pas dit l'année,
mais Jules-César étant mort l'an de Rome 709 et 42 ans avant Jésus-
Chrit, il est supposable que c'est vers l'an 40 avant J.-C.) Cependant à
la page 21 il est dit : qu'après la mort de Jules-César, et sous le règne
d'Auguste, le même Duratius, qui était toujours proconsul d'Aquitaine,
fit construire et paver de marbre, en l'honneur d'Auguste, les bains chauds
d'Évaux, qu'il écrit *Evou* ou *Evaux*. Ce serait vers l'an 29 avant J.-C. que
les bains furent pavés en marbre et achevés.

» nivelées sur une superficie de plus de deux cents pieds carrés ;
» de nouvelles sources mises à nu furent entourées de murs
» circulaires qui les élevèrent au-dessus du sol, et les isolèrent
» de larges piscines destinées à recueillir le trop-plein des
» puits. Autour de l'esplanade qu'on avait créée, surgirent d'é-
» légantes constructions où furent déployées toutes les re-
» cherches des arts romains et grecs. Les marbres d'Italie et
» de l'Archipel y furent transportés en abondance, et em-
» ployés sous les formes les plus variées ; les stucs, les mosaï-
» ques, les fresques, y étaient prodiguées. Les découvertes
» faites à diverses époques et notamment lors des dernières
» fouilles nécessitées pour la reconstruction, ne laissent pas de
» doute à cet égard. Une large chaussée, coupée sur les flancs
» du vallon, assurait une communication facile et prompte avec
» la ville ; rien, enfin, n'avait été négligé pour satisfaire aux
» exigences délicates de la société polie de ce siècle.

» Mais ce brillant établissement eut bientôt le sort de toutes
» les créations romaines ; la torche et la hache des barbares
» rendirent ces thermes à leur rudesse primitive. Les décom-
» bres des édifices recouverts par les alluvions des terres
» supérieures, s'amoncelèrent à la hauteur des roches coupées
» à pic, et l'esplanade reprit l'aspect d'un étroit ravin, lais-
» sant à peine un sentier à côté du lit du ruisseau qui s'était
» fait jour au milieu des ruines. Cependant, malgré cette des-
» truction, bien que la plupart des piscines eussent été com-
» blées et enfouies, la tradition de l'efficacité de ces thermes
» n'avait pu se perdre, et, sans le secours de la superstition,
» ils continuèrent d'attirer tous les ans les malades à leurs
» eaux salutaires ; néanmoins, l'état d'abandon et de déla-
» brement des bains, qui, réduits aux sources supérieures et
» premières, avaient été construits à côté des établissements
» romains, en écartait une foule de personnes que le médi-
» cament le plus puissant ne saurait appeler, s'il ne leur est
» offert avec les conditions de bien-être et même de recherche
» qui sont dans leurs habitudes. Les bienfaits dont la nature
» avait doté l'humanité dans les eaux thermales d'Évaux étaient
» ainsi, en grande partie, neutralisés par le peu de soin qu'on

»mettait dans leur administration. Les choses se passaient
» de la sorte depuis plusieurs siècles, lorsqu'une société, com-
»posée d'hommes éclairés du pays, entreprit, il y a dix ou
» douze ans, de restaurer la création de Duratius. La voie ro-
» maine d'Évaux aux bains a été réouverte, l'esplanade an-
»tique déblayée de ses ruines et de ses alluvions (aujourd'hui
» même on continue de déblayer de nouveau d'anciennes pis-
»cines), leur masse employée à en doubler l'étendue, et à
» créer aux dépens du vallon inférieur un jardin d'agrément
» et des promenades, qui manquaient aux thermes romains.
»Les piscines formant réservoir furent creusées et rétablies
» dans leur état ancien, elles servent aujourd'hui au mélange
des eaux et à leur refroidissement dans des proportions
» convenables (1). Sur les fondations romaines s'élèvent deux

(1) Lors des fouilles on trouva cinq médailles romaines qui ont été
déposées au musée de Guéret. En voici la description :

N°1. M B Vespasien, Empereur.
. . . . . Stanus. Tête laurée à droite.
Revers fruste.
Né l'an de Rome 762 (9 de J.-C.), envoyé par Néron pour pacifier la
Judée et pour en être le gouverneur. L'an 819 (66) proclamé chef de l'empire par les légions de l'Égypte, et reconnu successivement par celles de
la Judée et de la Syrie, lesquelles marchent sur Rome, s'emparent de
cette ville et mettent Vitellius à mort; il reste maître de l'empire l'an
822 (69), mort l'an 832 (79).

N° 2. G B Trajan, Empereur.
. . . . . Anno Aug. ger. doc. Tête laurée à droite.
Revers fruste.
Né l'an de Rome 806 (53 de J.-C.), adopté par Nerva, et associé à
l'empire avec le titre de César et d'Empereur, lui succède l'an 851 (98),
mort l'an 870 (117).

N° 3. M B Adrien, Empereur.
. . . . . nnus. . . Adrianus. Tête radiée à droite.
Légende fruste.
Né l'an de Rome 829 (76 de J.-C.), adopté par Trajan peu de jours
avant sa mort, lui succède l'an 870 (117), mort l'an 891 (138).

N° 4. M B Antonin, Empereur.
Antonius Aug. Pius. Tête laurée à droite.
Figure debout dans le champ S. C.
Né l'an de Rome 839 (86 de J.-C.), succède à Adrien, prend le sur-

» corps de logis élégants qui s'unissent à angle droit ; le simple
» granit de nos contrées est venu, dans leur construction,
» remplacer le marbre fastueux des temps anciens. Le pre-
» mier bâtiment, exposé à l'est, faisant face au jardin et au
» vallon, est double ; le second, en retraite, éclairé au midi
» sur la cour des piscines, est simple ; ils sont élevés l'un
» et l'autre de deux étages au-dessus du rez-de-chaussée.

» Une heureuse disposition des lieux a permis d'établir les
» salles actuelles des bains au niveau du sol ; cet avantage est
» doublement apprécié, quand on compare nos modernes
» baignoires à celles de l'ancien édifice encore existant ; ces
» dernières, en effet, ne sont que de simples auges pratiquées
» dans la terre. Les cabinets de bains, au nombre de vingt-
» cinq, sont simples, commodes et bien éclairés ; les bai-
» gnoires, revêtues de zinc ou de faïence, sont munies de
» robinets pour l'eau chaude et pour l'eau froide minérales que
» distribuent des tuyaux en plomb. L'abondance des sources
» surpasse de beaucoup la consommation la plus active, et
» comporte même une grande extension future de l'édifice
» thermal. L'établissement possède quatorze ou quinze dou-
» ches, et l'eau nécessaire à leur alimentation est élevée au
» moyen d'une pompe de Farcot ; on trouve, en outre, un
» appareil portatif à douche ascendante, que le malade peut
» faire mouvoir lui-même, et qui est semblable à celui que
» l'on emploie dans les bains de Paris.

» Un cabinet pour les bains de vapeur a été également pra-
» tiquée selon les règles de l'art. Toutes ces distributions sont
» ménagées dans le grand corps de logis qui peut recevoir à

nom de Pieux et celui de Père de la Patrie, l'an 892 (139), mort l'an
914 (161).

No 5. G B Septime Sévère, Empereur.
. . . . . Sev. Pert. Aug. imp. Tête laurée à droite.
Légende fruste. Dans le champ, deux guerriers debout. Exer-
gue S. C.

Né l'an de Rome 899 (146 de J.-C.), proclamé Empereur par les légions
après la mort de Pertinax, il marche sur Rome, se fait reconnaître par
le Sénat l'an 950 (197), mort l'an 964 (211).

» demeure cinquante malades au moins. Le rez-de-chaussée
» du second bâtiment a été consacré aux remises et écuries.
» On trouve encore, outre l'établissement principal, deux
» autres petits bâtiments, l'un à *gauche* en arrivant, renfer-
» mant la source dite de l'*Escalier*, ayant cinq à six baignoires ;
» l'autre à *droite*, avec une source *non désignée*, ayant aussi
» plusieurs baignoires et deux lits ; ce dernier établissement
» est affecté spécialement au service des pauvres.

» Indépendamment des jardins qui offrent de belles allées,
» abritées de tous côtés par les collines qui les dominent, les
» environs présentent une grande variété d'aspects et de pro-
» menades ; là des paysages frais et gracieux, des sites sévères
» et sauvages ; ici des prairies onduleuses, étendues sur le
» penchant des coteaux ou dans le fond des vallées ; plus loin
» des roches escarpées et nues, ou couronnées de bois, en-
» caissant diverses parties du cours de la Tarde, du Cher, et
» de leurs affluents.

» Tantôt des horizons restreints, mais pittoresques, tantôt
» des panoramas immenses, accidentés, terminés au loin
» par des collines en amphithéâtres, et couronnés par les
» cimes du Puy-de-Dôme et du Mont-Dore. Plusieurs grandes
» routes assurent des communications faciles avec les villes
» voisines, Chambon, Montluçon, Auzance, etc., et facilitent
» beaucoup les excursions des promeneurs ; l'amateur dé mi-
» néralogie, de géologie, de botanique et d'antiquités y trouve
» à satisfaire ses goûts, et peut y enrichir ses collections.
» Des rampes douces, dont la construction est projetée et dont
» la création est aussi indispensable à la prospérité de l'éta-
» blissement thermal qu'à la ville elle-même, ouvriront
» bientôt, il faut l'espérer, des communications plus faciles
» que l'ancienne voie romaine (1). »

_____

(1) Les documents historiques que je viens de présenter m'ont été
fournis par M. Tripier, inspecteur de l'établissement, ou sont em-
pruntés à l'intéressante notice qu'il a publiée en 1838 sur les eaux
d'Évaux.

§ I. ASPECT DES SOURCES ET LEURS DÉSIGNATIONS DIVERSES.

En arrivant à l'établissement thermal d'Évaux par le chemin en pente qui y conduit, on aperçoit de suite presque toutes les sources qui alimentent cet établissement, et la vapeur qu'elles répandent dans l'air à la surface des piscines les fait promptement reconnaître.

Les sources sont pour la plupart encaissées ou circonscrites dans des espèces de puits de 3 à 4 mètres de profondeur, s'élevant à 2 ou 3 mètres au-dessus du sol, et établis sur les ouvrages en béton faits par les Romains. La partie supérieure seule plus moderne, est construite en briques cimentées assez grossièrement, mais d'une manière solide.

Les puits sont au nombre d'au moins cinq, et ils sont placés dans des bassins ou piscines tapissés de conferves épaisses qui portent dans le pays le nom de *Limon ;* à la partie interne des puits, et sous la surface des eaux minérales, on voit aussi les conferves attachées ou implantées sur la maçonnerie.

L'eau qui remplit ces puits est d'une parfaite limpidité, son odeur a quelque chose de sulfureux (1), mais très éphémère, si ce n'est à la source du *Petit-Cornet*, qui présente ce caractère à un degré plus prononcé et non douteux. La saveur de l'eau de toutes les sources est d'abord peu sensible ; mais après quelques instants, elle est sensiblement saumâtre, et légèrement sulfureuse, surtout pour la source dont je viens de parler, et un peu pour celle de César. La température de l'eau est partout assez élevée pour qu'on ne puisse y laisser la main que fort peu d'instants ; enfin, il se dégage par intermittences, mais à des temps très rapprochés, une foule de bulles gazeuses qui partent du fond des puits, et vien-

_____

(1) Quand on lave des vêtements de toile dans cette eau, le linge conserve, lorsqu'il est sec, une odeur de soufre ou d'hyposulfite qui décèle encore la nature sulfureuse du liquide. Cette odeur sulfureuse est aussi très sensible dans tous les cabinets de bains et de douches: effet que j'ai remarqué également à Néris.

nent crever à la surface du liquide. Ce dégagement, commun
à beaucoup d'eaux minérales naturelles, est semblable aux
sources de Néris, et les bulles de gaz ont tout-à-fait le même
aspect. Nous examinerons plus loin la nature de ce gaz.

§ II. ANALYSE QUALITATIVE.

L'action des réactifs sur l'eau des diverses sources d'Évaux
est exactement la même.

Toutes présentent la même limpidité; leur saveur et leur
odeur, à quelque intensité près, sont semblables aussi;
mises en ébullition, elles restent longtemps limpides, et ne
se troublent légèrement que sur la fin de l'opération, époque
où elles dégagent de l'acide carbonique. Quand on les évapore, on remarque, avant la précipitation d'un dépôt blanchâtre, des flocons qui s'agglutinent, et dont la nature est en
grande partie organique.

Lorsqu'on fait évaporer l'eau de chaque source, on remarque aussi que le liquide devient fortement alcalin, se co-
lore en jaune brunâtre, et que le résidu, avant d'être sec,
offre un aspect gélatineux; il perd, en séchant, cet aspect, dû
à la présence de la silice, ou d'un silicate, et se dessèche
comme une sorte de vernis blanchâtre; ce résidu a constamment une odeur de sulfite ou de produits sulfureux. Si l'évaporation n'a pas été poussée jusqu'au bout, le liquide ne
tarde pas à laisser cristalliser en gros prismes un sel formé
principalement de sulfate de soude.

En laissant évaporer spontanément sur une lame de verre
très nette quelques gouttes d'eau d'Évaux, il reste une couche
saline blanche, efflorescente, qui, examinée au microscope,
offre des prismes allongés et cannelés de sulfate de soude,
et des cristaux cubiques de chlorure de sodium.

Ajoute-t-on, avant l'évaporation, à l'eau des diverses
sources un petit excès d'acide sulfurique pur, et vient-on à
concentrer jusqu'à siccité, on voit d'abord la matière organique de l'eau se charbonner sur les parois de la capsule, et
un dépôt gélatineux de silice se séparer du liquide; en des-

séchant à 100 ou 120 degrés, et reprenant par l'eau froide, on isole cette silice aisément.

Lorsqu'on fait passer dans l'eau un courant longtemps soutenu de gaz carbonique pur, il ne se fait d'abord aucun louche dans le liquide; puis bientôt on aperçoit un dépôt transparent siliceux qui flotte à la plus légère agitation, et que l'on peut recueillir sous forme d'apparence un peu gélatineuse.

L'eau de toutes les sources mêlée chaude et aussitôt son puisement dans un vase à l'abri de l'air, avec une solution d'indigo désoxigéné (solution jaunâtre faite avec eau, indigo en poudre, protosulfate de fer et soude caustique), prend une teinte bleuâtre de suite, et laisse bientôt séparer un léger précipité bleu. Cette expérience indique la présence d'une certaine quantité d'oxigène dans l'eau; c'est, au reste, ce qu'on reconnaît directement en chauffant l'eau puisée immédiatement dans un ballon de verre entièrement plein et surmonté d'un entonnoir dans lequel est placée comme dans une cuve pneumatique, une petite éprouvette destinée à recueillir les produits gazeux, à mesure qu'ils se dégagent du liquide. Le gaz examiné par les moyens eudiométriques, renferme à la fois de l'acide carbonique, de l'azote et de l'oxigène, à peu près pour 100 :

Acide carbonique	30,	
Azote	52,5	} 100
Oxigène	17,5	

Nota. C'est de l'azote presque pur qui passe le premier.

L'eau de toutes les sources a donné :

1° Avec le papier bleu de tournesol une coloration rosée assez lente à se former.

2° Avec le papier de tournesol rougi, rien de sensible ; mais un retour au bleu quand l'eau avait bouilli.

3° Avec l'ammoniaque quelques rares flocons.

4° Avec le phosphate neutre de soude, un dépôt calcaire peu abondant, et un trouble floconneux de magnésie (phosphate ammoniaco-magnésien) par l'ammoniaque ajoutée dans le liquide filtré.

5° Par le chlorure de baryum, un abondant dépôt de sulfate, mêlé de traces de carbonate et de silicate, avec une sensible de phosphate; car un dépôt de ce genre, pris en grand sur 8 litres, traité par l'acide nitrique pur et le liquide acide neutralisé par l'ammoniaque, fournit un précipité qui, lavé fortement, séché et calciné avec du potassium, a donné une odeur d'hydrogène phosphoré par l'eau acidulée, comme cela arrive en pareil cas avec les phosphates (voir plus loin).

6° Par l'azotate d'argent, un dépôt jaunâtre qui, par l'acide nitrique, laisse beaucoup de chlorures avec des traces de bromure reconnu par des essais ultérieurs.

7° Par l'antimoniate de potasse récent, l'eau d'Évaux précipite abondamment à la manière des sels de soude.

8° Par le chlorure de platine, versé dans le produit clair de la concentration de l'eau, on a eu des *indices de potasse*, de même par l'acide oxichlorique et l'alcool.

9° L'eau concentrée presque à sec, et provenant de 20 ou 25 litres, donna un produit filtré qui, traité par l'alcool, filtré de nouveau, évaporé assez fortement et repris par l'eau pure, indiqua, à l'aide d'une solution d'amidon et de quelques gouttes d'acide nitrique, une teinte plutôt rosée que violette, que j'attribue à la présence de traces d'*iodure* douteuses cependant.

10° L'eau d'Évaux, prise successivement à chaque source, fut introduite dans un ballon à deux tubulures, portant, l'une un tube à robinet plongeant au fond du vase; l'autre munie d'un entonnoir de verre à robinet également, et dont la douille ne dépassait pas le bouchon à l'intérieur; cet entonnoir recevait dans une certaine quantité d'eau une éprouvette étroite, graduée; après avoir ajouté par la tubulure, de l'acide sulfurique pur, on a fermé le robinet de ce tube et ouvert celui de l'entonnoir, puis chauffé graduellement; il n'y a eu d'abord aucune effervescence gazeuse visible; bientôt ensuite les bulles gazeuses se réunirent dans l'éprouvette avec un peu d'air de l'appareil; le gaz examiné contenait de l'acide carbonique provenant des carbonates ou plutôt des bicarbonates préexistants dans l'eau.

11° La partie soluble des principes minéralisateurs de l'eau des diverses sources d'Évaux, sans exception, additionnée de carbonate de soude pur, mise en ébullition et filtrée de nouveau, fut mélangée de phosphate de soude pur dissous et d'ammoniaque; on obtint au bout de quelques heures, et surtout par une légère chaleur, un dépôt blanc floconneux qui présenta les caractères du phosphate *ammoniaco-lithique*. On examinera plus loin en détail la nature de ce précipité.

12° Les sels insolubles résultant de l'évaporation de l'eau des sources d'Évaux, après avoir été lavés convenablement, ont été séchés avec soin. Ils se sont présentés constamment sous l'aspect d'une poudre cristalline légèrement grisâtre, sans odeur ni saveur.

Cette poudre contenait à peu près, terme moyen, le tiers au plus, ou le quart de son poids de carbonate de chaux et de magnésie, avec des traces de carbonate de strontiane; un peu de sulfate de chaux, puis de la silice en proportion prédominante, de la chaux, de l'alumine sans *glucine* ni phosphate, et un peu d'oxide de fer, accompagné de traces de manganèse.

Quant au fluate, il m'a été impossible d'en reconnaître la présence, comme on le verra plus bas.

De ces essais qualitatifs, on peut conclure que l'eau d'É-vaux renferme beaucoup de *sulfate alcalin*, puis du *chlorure de sodium*, du *phosphate alcalin*, des *carbonates de soude*, de *chaux*, de *magnésie*, de *strontiane*, de la *silice* combinée sans doute aux bases, un peu de *sel de potasse*, de la *chaux*, de la *lithine*, de la *magnésie*, une matière *organique*, un *principe sulfureux*, surtout dans les sources du *Petit-Cornet* et même de *César*, une trace probable d'*iodure* et de *bromure*, de l'*alumine*, et enfin du *fer* avec du *manganèse*, en proportion fort minime.

§ III. ÉNUMÉRATION DES DIVERSES SOURCES D'ÉVAUX.

L'analogie de composition que présente l'eau des sources d'Évaux fait penser que cette eau provient d'une nappe unique commune, qui vient se faire jour à la surface du sol en divers points pour constituer toutes ces sources. (Il doit en être ainsi pour beaucoup d'autres eaux minérales, comme celles de Vichy, de la chaîne des Pyrénées, de celles de l'Auvergne, et de celles d'Enghien, près Paris, etc., etc.) Dans leur trajet, les filets d'eau, ou se refroidissent différemment suivant leurs parcours, ou suivant leur mélange avec quelques eaux étrangères.

Quoi qu'il en soit, la masse de l'eau est très abondante à Évaux, et pourrait suffire à un établissement thermal d'une importance bien supérieure à celui qui existe aujourd'hui.

Je viens de dire que l'eau en se faisant jour à la surface du sol forme plusieurs sources, on pourrait en compter au moins douze ; mais comme plusieurs sont très voisines et coulent dans les mêmes piscines, on ne distingue que celles qui sont isolées et captées dans les puits cités précédemment. Ces sources portent les noms suivants, savoir :

1. Source de César
2. Source Nouvelle

{ A gauche en arrivant à l'établissement, et dans la partie la moins déclive.

3. Source de l'Escalier

{ Sur la gauche des précédentes, dans un petit bâtiment isolé des bains.

4. Source du Petit-Cornet, coulant par un petit tube en plomb
5. Source du bassin du Milieu
6. Source de la Douche de vapeur

{ Toujours à gauche en arrivant à l'établissement et dans la partie la plus déclive ; elles coulent en remplissant une large piscine.

7. Source Delamarre (1) ou du Bain carré

{ A droite, en arrivant à l'établissement, et au bas d'un terrain de remblais qui couvre des constructions romaines.

(1) Dédiée à M. Delamarre, préfet du département de la Creuse, qui a porté à l'établissement d'Évaux le plus grand intérêt.

8. Source du bain des Pauvres — Dans un établissement à droite destiné aux pauvres du pays.

9. Sou^{rc}es de la Piscine-Ronde — Elles sourdent en plusieurs points dans la Pi-cine-Ronde, qui est à peu près au centre et adossée à une troisième piscine romaine rectangulaire fort étendue.

NOTA. Toutes les piscines sont remplies ou tapissées de belles conferves vertes filamenteuses, et chaque puits également en laisse apercevoir à la surface de l'eau ou dans son intérieur.

§ IV. TEMPÉRATURE DES SOURCES D'ÉVAUX.

La température des sources que je viens d'énumérer surpasse en général celle des sources de Néris. Cette température est ordinairement presque invariable pour la plupart des sources qui étant bien captées, se mêlent difficilement aux eaux d'infiltration étrangères. On m'a dit que dans quelques temps d'orage cette température peut varier sensiblement pour quelques unes des sources. J'ignore si ce fait est bien réel; mais, pour ma part, pendant mon séjour à Évaux, j'ai pris plus de douze fois la température des sources à des heures différentes, et je n'ai pu trouver de changement notable dans la plupart. Je crois, au reste, que cette influence qn'on attribue aux phénomènes météorologiques sur les eaux minérales n'est pas aussi général qu'on le dit; quant à moi, je n'ai jusqu'ici pu la constater à d'autres sources auprès desquelles je fis un séjour prolongé.

NOTA. Cette température a été prise en plongeant au sein de l'eau, ce qui est facile, les puits étant à découvert, un bon thermomètre, et notant les degrés au-dessous même du liquide.

Voici la température moyenne que m'a présentée l'eau d'Évaux, l'air étant à douze degrés centigrades, et sous la pression ordinaire.

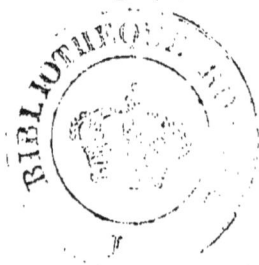

1. Source de César   55 centigrades.
2.   —   Nouvelle (1)   47   —
3.   —   de l'Escalier   46,5   —
4.   —   du Petit-Cornet   51   —
5.   —   du bain du Milieu   45,5   —
6.   —   de la Douche de vapeur   51,5   —
7.   —   Delamarre ou du bain carré   48   —
8. Sources de la Piscine-Ronde mêlées   26   —

§ V.   MODE GÉNÉRAL D'ANALYSE. — ANALYSE QUANTITATIVE.

J'ai commencé à m'assurer de la quantité de principes minéralisateurs fournis par un poids connu d'eau de chaque source, en déterminant la proportion des sels ou de substances solubles, et celle des matières insolubles (2).

Les expériences faites sur une échelle de plusieurs litres, ont été rapportées par le calcul à un poids d'eau minérale égal à 1000 grammes (1 litre).

Le tableau suivant renferme le produit de cette expérience :

SUBSTANCES. SOURCES. EAU MINÉRALE 1000 GRAMMES (1 LITRE).							
	César.	Nou-velle.	Es-calier.	Petit-Cornet.	Bain du Milieu.	Douche vapeur.	Dela-marre.
	gr.	gr.	gr.	gr.	gr.	gr.	gr.
Sels solubles calcinés	1,005	1,502	1,213	1,007	1,189	0,965	1,284
Sels insolubles. . . .	0,550	0,213	0,550	0,430	0,265	0,570	0,505
Total.	1,555	1,715	1,543	1,437	1,452	1.535	1,589

NOTA. Les quantités représentent celles des substances calcinées, par conséquent ici les carbonates ont perdu l'acide carbonique qui les constituait (bicarbonates).

(1) Cette source venait d'être captée depuis peu et revêtue d'une maçonnerie encore fraîche, ce qui a pu diminuer son degré réel.

(2) L'analyse a été faite dans les conditions les plus favorables, car au

Après avoir obtenu ces résultats, j'ai fait évaporer à Évaux même des quantités considérables de l'eau de chaque source, soit environ 45 ou 50 litres de quelques unes (César, Petit-Cornet, Delamarre), soit 25 ou 30 des autres (Milieu, Douche, Escalier, Nouvelle); l'évaporation n'a jamais été poussée à siccité, mais seulement amenée à 1/2 litre de produit.

Ce produit, renfermé avec le plus grand soin dans des flacons très propres et bien bouchés, a été apportée à Paris pour servir à l'analyse, de manière à ce qu'on pût agir sur la représentation d'une quantité d'eau considérable, et qu'il fût possible alors de rechercher des principes qui doivent échapper quand on opère sur des proportions minimes de résidu salin (1).

J'ai pu en outre répéter divers essais sur l'eau que j'avais puisée moi-même à Évaux, et apportée également à Paris.

---

mois d'octobre où j'ai opéré, c'est l'époque où les eaux minérales sont le plus à l'abri des infiltrations d'eaux étrangères pluviales, ce qui n'a pas lieu aux mois de février, mars et avril, époque de la fonte des neiges.

(1) Pour établir l'analyse nous avons agi de la manière suivante :
Connaissant ce que donne en sels *solubles* et *insolubles* un litre de l'eau des sources d'Évaux, on a étendu d'eau pure le produit total des grandes évaporations, on a filtré, on a évaporé jusqu'à siccité la portion dissoute que l'on a calcinée convenablement. Le produit sec représentait pour 10 grammes un poids de l'eau minérale d'après l'essai antérieur. Le résidu insoluble, bien lavé et sec, correspondait aussi à un poids connu de la même eau.

Ainsi, en agissant sur 10 grammes des substances solubles calcinées, on correspondait avec 9 k. 950 de l'eau de la source de César, à 9 k. 930 de celle du Petit-Cornet, etc.; puis, pour le résidu des sels insolubles, 10 grammes répondaient à 2 k. 857 de l'eau de la source César, et à 2 k. 325 de celle du Petit-Cornet, ainsi de suite pour les autres. (Voyez le tableau précédent.)

§ VI. EXAMEN DES SUBSTANCES SOLUBLES. — ANALYSE
QUANTITATIVE.

J'ai agi sur le produit des substances solubles résultant de
l'évaporation convenable de l'eau des diverses sources d'É-
vaux, et sur des proportions considérables d'eau minérale,
c'est-à-dire jamais moins de 30 à 45 litres. Voici les modes
suivis pour apprécier les proportions des principes minéralisateurs entrevus par les épreuves citées précédemment.

Sulfates. — Le sulfate soluble existant dans l'eau minérale
d'Évaux, est celui de soude avec un peu de potasse ; il fait la
base des principes minéralisateurs de cette eau, et on le voit
cristalliser en beaux prismes dans les liqueurs concentrées.

A l'aide du chlorure de baryum on en a précipité l'acide sulfurique, puis du *sulfate barytique* lavé à l'acide, ainsi qu'à
l'eau distillée; on a déduit après la calcination la proportion
des sulfates sodique et potassique.

Carbonates. — Le sel de baryte, formé tout-à-l'heure, renfermait une petite quantité de carbonate qui fit effervescence
lors de l'addition de l'acide; mais ce sel était accompagné
aussi d'une certaine proportion de silicate et de traces de
phosphate. J'ai donc suivi un autre mode d'appréciation en
me servant d'un équivalent gazeux, le volume de l'acide carbonique.

Après avoir calciné fortement le sel où existait ce carbonate, à côté des autres sels solubles (dans le but de ne pas
laisser de *bi* ou de *sesqui* carbonate alcalin), j'en ai pris un poids
connu et je l'ai introduit dans un petit appareil ou ballon,
muni de deux tubulures A et B. L'une, A, portait un entonnoir à robinet dont la douille ne dépassait pas la surface interne du bouchon ; dans l'entonnoir reposait une cloche
étroite, graduée en 1/2 centimètres cubiques, pleine d'eau
distillée destinée à recueillir le gaz; à l'autre tubulure, B,
j'adaptais un tube à robinet plongeant au fond du ballon et
surmonté à l'extérieur d'un entonnoir. L'appareil était à peu
près rempli d'eau distillée ; sur le sel à décomposer on ajouta
par la tubulure B, un acide par portions afin de décomposer

le carbonate, et le gaz dégagé fut reçu dans l'éprouvette graduée à l'aide de l'entonnoir dont le robinet avait été ouvert; on remplit le ballon de liquide pour forcer tout le gaz ou l'air de l'appareil à se rendre dans la susdite éprouvette, après avoir chauffé légèrement. La totalité du gaz recueillie, analysée à l'aide de la potasse, donna bientôt le volume de l'acide carbonique. C'est de ce volume ramené par le calcul à l'état sec, à zéro et à la pression de 0,76, que j'ai déduit le poids du *carbonate sodique*, puis celui de son *bicarbonate*.

Phosphates. — Quand on a précipité par le chlorure de baryum le mélange des sels solubles ci-dessus, le dépôt obtenu, lavé d'abord, fournit par le traitement au moyen de l'acide chlorhydrique étendu, un liquide qui précipite des flocons blancs lorsqu'on le neutralise convenablement par l'ammoniaque pure. Ces flocons, lavés, séchés et calcinés, ont été chauffés dans un petit tube avec du potassium. Le produit de cette opération évalué seulement et traité par l'eau acidulée muriatique, a fourni une trace non équivoque d'hydrogène phosphoré dont l'odeur alliacée fut manifeste.

Il y avait en outre de la silice dans le produit de cette opération; cette silice vient d'un *silicate* primitif précipité aussi par la baryte.

Silicates. — Quand on ajoute dans l'eau d'Évaux de l'acide sulfurique, et qu'on évapore presque à siccité, on obtient alors un dépôt gélatineux d'acide silicique. Ce dépôt, lavé et calciné, a fourni, terme moyen, $0^{gr},102$ à $0^{gr},105$ de silice par litre d'eau minérale.

Si on agit de la même manière sur le produit qui renferme les sels solubles de cette eau minérale, on trouve aussi un dépôt gélatineux d'acide silicique.

Je le répète, cet acide provient d'un silicate alcalin primitif.

C'est donc bien à sa combinaison avec la soude qu'il faut attribuer la présence de la silice dans les sels examinés (1).

_____

(1) Anglada a vu que l'on peut dissoudre dans l'eau distillée 1000 grammes 0,72 de silice pure à l'aide du carbonate de soude.

Déjà on a admis cet état de la silice dans plusieurs eaux ; notamment dans celles des Pyrénées, par exemple, d'après M. Fontan.

Chlorures. — La saveur un peu saumâtre des produits salins solubles de l'eau d'Évaux, la forme cubique de certains cristaux vus à la loupe ou au microscope, et enfin l'action de l'azotate d'argent, avaient démontré la présence d'un chlorure alcalin (la magnésie et la chaux n'ayant pas été reconnues dans ces produits solubles), on a apprécié la proportion du chlorure par les moyens ordinaires, la formation d'un chlorure d'argent insoluble, etc.

Bromure et iodure. — Pour les premiers de ces sels, on a réuni le plus possible des précipités d'argent formés ; on les a divisés avec soin, et après les avoir dissous dans l'ammoniaque et précipités de nouveau par l'acide nitrique pur, puis lavés, on y a fait passer un courant de chlore. Le sel était surnagé par une couche d'éther sulfurique. Ce véhicule s'est coloré en jaune ; on l'a isolé, traité par l'eau de baryte, évaporé à siccité, calciné fortement, et repris par l'alcool à 40 degrés. De ce traitement on a obtenu une trace de *bromure* non appréciée en poids.

Iodure. — Présumant la présence de traces légères d'*iodé* ou plutôt d'*iodure* dans l'eau d'Évaux, parce que les conferves qui s'y développent m'en ont fourni très sensiblement, comme on le verra plus loin, et d'après l'analyse qualitative, j'ai fait concentrer à siccité le produit soluble d'une assez grande quantité d'eau minérale, je l'ai traité par l'alcool à 40 degrés, puis la solution alcoolique a été évaporée à sec. Cette opération a toujours donné une odeur aromatique un peu iodique quand on calcina légèrement. (Cet effet a été remarqué aussi pendant toutes les calcinations des sels solubles).

Le résidu de l'opération ci-dessus, mis avec de la solution récente d'amidon et de l'acide nitrique pur (plutôt que sulfurique) en quantité convenable, a pris une teinte très légèrement rosée. Était-ce dû à un iodure ? Je le présume : toutefois ce caractère fut peu tranché. Cet iodure, s'il existe, n'a pu être qu'indiqué comme dans les essais qualitatifs.

Une autre portion du résidu de la susdite opération fut dissoute et additionnée de chlorure de palladium; après quelques heures, il y eut un dépôt fort léger. Ce dépôt dissous dans l'ammoniaque pure, mêlé d'amidon en solution récente et neutralisé, ou un peu acidulé par l'acide nitrique, fournit comme tout-à-l'heure une teinte seulement rosée.

Je le dis encore : si l'iodure et le bromure existent dans l'eau d'Évaux, on ne saurait les considérer qu'en quantités en quelque sorte *homéopathiques*.

Nitrates. — Par le sulfate acidule pur d'argent et les modes connus, je n'ai pu découvrir de nitrate dans les sels de l'eau d'Évaux.

Chaux et magnésie. — Les principes minéralisateurs solubles de cette eau ne fournissent pas en sels calcaire et magnésien des proportions qui méritent l'attention.

Le carbonate alcalin s'opposait à leur présence ici.

Potasse. — La potasse, que je considère exister à l'état de chlorure de potassium et aussi de sulfate, a été reconnue, tant dans les sels dissous par l'alcool bouillant que dans ceux qui y furent insolubles; on en a apprécié la proportion au moyen de l'acide oxychlorique et de l'alcool. Après la calcination de l'oxychlorate potassique, on a obtenu un chlorure qui en représentait les équivalents.

Soude. — Tous les sels solubles presque exclusivement sont à base de soude; on en a déjà déterminé la nature au moyen de l'antimoniate neutre de potasse, et d'après la cristallisation du sulfate sodique et du chlorure de sodium. Le carbonate et le silicate appartenaient aussi à cette série de sels. A l'aide de l'acide sulfurique et de la calcination avec du carbonate d'ammoniaque, on a eu en sulfate de soude tout l'ensemble des sels solubles; il n'est resté que quelques traces légères de sel à base de potasse.

Lithine. — Cette base voisine de la potasse et de la soude n'a jusqu'ici été signalée dans les eaux minérales que fort rarement et en proportion extrêmement minime. Cependant, déjà en 1838, dans une analyse de l'eau d'Évaux, faite par

M. Legripp, chimiste distingué de Chambon, petite ville à une lieue d'Évaux, cette base figure parmi les principes minéralisateurs de cette eau.

Ce point, peu important peut-être pour la thérapeutique, ne méritait pas moins d'être examiné sous le point de vue chimique. J'ai donc donné une attention sérieuse à confirmer ou à infirmer le fait signalé par M. Legripp. Dans ma pensée, j'avais aussi la présomption que cette base pourrait bien accompagner presque constamment la soude, comme on voit d'autres substances s'accompagner dans les eaux minérales : ainsi on ne trouve pas de *carbonate calcaire* sans *carbonate magnésien*, et même souvent aussi sans traces de *carbonate de strontiane*. On voit rarement le *sulfate de soude* sans *sulfate de chaux*, peu de *chlorure de sodium* sans *chlorure de potassium*, enfin à peine d'*oxyde de fer* sans *manganèse*, etc. Je pense donc que le *lithine* se trouvera fréquemment dans les eaux alcalines, à côté des carbonate et silicate de soude ; et une fois prévenu sur la probabilité de son existence, il sera possible de l'obtenir en dirigeant ses efforts dans ce but. Je viens de la reconnaître dans l'eau de Vichy, dans celle de Sail-sous-Couzan, et à mon sens elle doit accompagner les eaux qui sortent des terrains granitiques et feldspathiques.

Quant à l'eau d'Évaux qui nous occupe, on peut y reconnaître aisément la *lithine*, pourvu qu'on agisse comme nous l'avons fait sur le produit de 40 ou 50 litres d'eau minérale. Une évaporation de ce genre faite, d'une part, sur l'eau des sources de César et du Petit-Cornet, a fourni après le traitement par l'eau et la filtration, un liquide dans lequel on a ajouté une certaine quantité de carbonate de soude ; on a fait bouillir, puis on a filtré de nouveau ; la liqueur claire, additionnée de phosphate de soude pur neutre et d'ammoniaque, laissa apercevoir au bout de plusieurs heures un nuage floconneux qui devint bientôt, surtout à l'aide d'une douce chaleur, un précipité blanc assez volumineux.

Ce sel était le *phosphate-ammoniaco-lithique*.

NOTA. Tous les sels solubles des autres sources d'Évaux ont présenté le même caractère.

Ce phosphate lithique, pour 50 litres environ d'eau minérale, fournit un poids égal à 0 gr.,65, ce qui se rapporterait
a peu près à 0,0013 pour 1000 grammes de liquide. Je
regarde cette lithine comme combinée en *silicate*.

Afin de nous assurer de la nature réelle de ce phosphate,
nous l'avons soumis aux épreuves suivantes indiquées dans
divers traités d'analyse, et comparativement avec un *phosphate de lithine* préparé par nous à part. Voici les essais tentés
dans ce but :

*Phosphate ammoniaco-lithique préparé
directement.*

1° On a pris ce phosphate ammoniaco-lithique, on l'a traité par un
petit excès de nitrate de baryte; on
a fait bouillir dans quantité suffi-
sante d'eau, et la liqueur filtrée fut
neutralisée exactement par l'acide
sulfurique pur pour séparer toute la
baryte. Cette liqueur évaporée à siccité assez fortement, a donné un résidu qui, repris par l'eau froide, filtré
et évaporé, fournit sur un verre de
montre des cristaux aiguillés de sulfate lithique légèrement hygroscopi-
ques.

2° Ce sulfate dissous dans l'eau ne
précipitait point par l'ammoniaque
ni par le carbonate de soude,

3° Mais il donnait bientôt un précipité floconneux par l'addition du
phosphate pur de cette base, surtout
après l'action de l'ammoniaque.

4° Ce précipité, mis à bouillir dans
l'eau, s'y dissout un peu et se sépare
en partie par le refroidissement.

5° On a dissous dans l'alcool le nitrate lithique fait artificiellement;
l'alcool enflammé brûlait avec une
flamme purpurine, moins intense
que celle de la strontiane.

6° Ce produit, mêlé avec du fluate
de chaux et du bisulfate de potasse,
puis chauffé au chalumeau, a fourni
une flamme rouge.

7° Le sulfate de lithine mêlé avec
du verre très pur en poudre fine uni
à de l'oxide noir de cobalt; a été
chauffé au chalumeau; il a donné un
résidu bleu foncé, noirâtre.

*Phosphate ammoniaco-lithique de
l'eau d'Évaux.*

1° On a fait un essai semblable, et
l'on a obtenu des cristaux tout-à-fait
analogues,

2° Qui se comportèrent exactement
de même à l'air humide et avec

3° L'ammoniaque, le carbonate de
soude, ou le phosphate de soude, de
la même manière.

4° Même résultat.

5° Le *nitrate de lithique* fait avec
cette base isolée de l'eau d'Évaux,
s'est comporté de la même manière.

6° Résultats analogues.

7° Résultats analogues.

Matière organique. — Les sels solubles du produit de l'é-
vaporation de l'eau d'Évaux, soumis à la calcination, don-
nent tous une matière charbonneuse, et dégagent des produits empyreumatiques azotés. Les sels alcalins, avant la
calcination, ont aussi une teinte jaune foncée, due à la
réaction de la soude sur cette matière organique ; de plus,
lorsqu'on ajoute dans l'eau minérale intacte de l'acide sulfurique pur en excès, on voit, ainsi que je l'ai déjà dit, sur les
parois de la capsule, pendant la concentration, cette matière
organique se charbonner et y former un enduit noirâtre ;
enfin, c'est une partie de cette substance organique modifiée
qui se sépare en espèces de flocons grisâtres pendant l'évaporation directe de l'eau, et dès les premiers moments de
l'opération ; elle est peu abondante néanmoins dans l'eau,
mais importante en ce que c'est à elle sans doute qu'il faut
rapporter l'origine des conferves que l'on voit se développer
ultérieurement.

Sels ou substances insolubles. — La partie insoluble dans
l'eau du produit de l'évaporation, formait un résidu grisâtre
dont le poids était, terme moyen, du cinquième ou du quart
de celui des principes solubles.

Il renfermait, comme on l'a vu, des *carbonates terreux*, de
la *silice*, de l'*alumine*, de la *chaux*, des *oxydes de fer* et de
manganèse, avec des traces de *sulfate calcaire*, mais point de
phosphate et de *fluate*.

Carbonates terreux. — On a isolé les carbonates, et déterminé leurs proportions, à l'aide des modes connus, c'est-à-
dire en traitant un poids connu de résidu par l'acide azotique
pur, évaporant à siccité, mais à une très douce chaleur, et
reprenant par l'alcool les nitrates formés. Ces nitrates obtenus ont été analysés par les procédés décrits dans beaucoup
d'analyses de ce genre ; l'alcool à 40 degrés en a isolé une
petite quantité de nitrate à base de strontiane. Les deux autres
étaient formés par la chaux et la magnésie ; on les a évalués
par l'acide chlorhydrique et la calcination, ou par le poids
des sulfates de chacun de ces oxydes.

Silice, alumine, chaux, oxydes de fer et de manganèse. —

La portion du résidu insoluble dans le traitement nitrique qui précède a été fortement calcinée. Cette opération a détruit une trace sensible de matière organique azotée, et le reste a cédé à l'acide chlorhydrique affaibli, un peu de sulfate de chaux, mais sans phosphate; ensuite j'ai calciné, dans un creuset d'argent, avec de la potasse pure, le résidu, puis j'ai pris le produit par l'eau. La liqueur claire, sursaturée légèrement par l'acide sulfurique, fut évaporée à peu près à siccité; la *silice* séparée à l'état gélatineux, lavée et calcinée, a donné bientôt son poids.

> NOTA. Je considère les carbonates terreux comme existant primitivement à l'état de bicarbonates dans l'eau intacte.

Le liquide acidule, traité par le carbonate d'ammoniaque, a fourni l'alumine, mais aucune trace de glucine après l'ébullition.

Enfin, le reste, inattaqué par la potasse caustique, était formé de traces légères de chaux et d'*oxyde rouge de fer*, mêlé de *manganèse;* à l'aide des procédés analytiques usités en pareil cas, j'ai séparé et apprécié ces différentes substances.

Fluate de chaux. — Pour m'assurer de nouveau de la présence ou de l'absence de ce sel (d'ailleurs très rare dans les eaux minérales), j'ai voulu agir sur une très grande quantité du résidu insoluble de l'eau d'Évaux, préalablement privé des carbonates terreux.

A cet effet, j'ai suivi les deux modes que voici:

1° Dans le premier, j'ai mêlé la poudre avec un excès d'acide sulfurique pur, dans un creuset de platine que j'ai recouvert d'un disque de verre, sur lequel j'avais collé une feuille de papier portant des parties découpées pour mettre le verre à nu. Après avoir chauffé, le verre ne présenta aucune trace dans les parties à découvert, et lorsque le papier eut été complétement enlevé à l'aide du lavage.

> NOTA. Un essai semblable, fait avec une très minime quantité de fluate de chaux, ne tarda pas à offrir sur le verre les dessins que présentait la lame de papier découpée.

2° Dans le second, craignant que le fluate calcaire, se
trouvant en présence d'une proportion considérable de silice,
n'eût fourni au lieu d'acide fluorique de l'acide fluosilicique,
j'ai fait le même mélange que ci-dessus dans un petit ballon
très sec et muni d'un tube recourbé plongeant dans le mer-
cure également sec, recouvert d'une couche d'eau de quelques
lignes.

En chauffant convenablement, le liquide très acide n'a
été nullement troublé en flocons, même après l'addition d'une
certaine quantité d'ammoniaque.

> NOTA. J'ai fait un essai semblable avec la poudre ci-dessus, mêlée
> d'une trace de fluate de chaux, et la présence de l'acide fluosi-
> licique ne fut pas un instant douteuse ; les flocons siliceux
> furent surtout bien manifestes lorsqu'on eut saturé, en partie,
> l'acide par l'ammoniaque. Il n'y avait donc pas de fluate dans
> le produit insoluble de l'évaporation de l'eau d'Évaux.

D'après l'ensemble de ces résultats, on devrait regarder
l'eau d'Évaux comme appartenant à la classe des eaux salines
sulfatées et *carbonatées sodiques* (sulfatées natreuses) (1). Je
dirai tout-à-l'heure d'après quels motifs je crois devoir en-
visager autrement leur composition primitive, c'est-à-dire
antérieurement à leur évaporation, etc.

Avant d'entrer dans ces considérations, je dois parler de
l'examen du gaz qui s'échappe naturellement, soit dans l'eau
minérale aux diverses sources, soit de celui que dégagent
les conferves spontanément dans les piscines, ou par suite
d'une pression qui fait sortir les parties gazeuses emprison-
nées dans leur tissu celluleux.

§ VII. GAZ DÉGAGÉ DE L'EAU MINÉRALE DANS LES DIVERS PUITS QUI RENFERMENT LES SOURCES.

Toutes les sources d'Évaux présentent le même phéno-
mène ; à des intermittences peu éloignées entre elles, on voit
s'élever du fond des puits où sourdent les sources (ces puits

(1) C'est même ainsi qu'elles ont été considérées dans des analyses

étant, comme je l'ai déjà dit, à ciel ouvert, rien ne gêne l'observateur), des chapelets de bulles gazeuses assez grosses qui viennent crever à la surface du liquide. Le gaz qui les produit est dénué de toute odeur. Afin de l'examiner, voici l'appareil dont j'ai fait usage pour le recueillir : à une éprouvette longue j'adaptai, au moyen d'un bon bouchon, la douille assez large d'un entonnoir en fer-blanc, dont le pavillon était presque plane et étendu ; l'éprouvette était assujettie en outre à son sommet par une corde dont les extrémités se rattachaient à la partie supérieure de l'entonnoir, ce qui permettait de tenir l'appareil entier plongé dans l'intérieur de l'eau de puits. Après avoir rempli de liquide l'éprouvette et toute la partie interne du pavillon de cet entonnoir en renversant d'abord l'appareil dans l'eau, manœuvre facile à

antérieures à la mienne, savoir : 1º d'après M. Baraillon ; 2º M. Legripp.

M. BARAILLON.

	Source César.
Acide hydrosulfurique.	Indéterminé.
Acide carbonique	0. gr. 09
Carbonate de soude	0. 678
— de chaux	0. 035
— de magnésie	0. 030
Sulfate de soude	0. 706
Chlorure de sodium	2. 100
Silice	0. 053
	3. 602

M. LEGRIPP.

	Source César.	Source du Petit-Cornet.
Sulfate de soude (anhydre)	0. gr. 5800	0. gr. 6700
Sulfate de potasse (anhydre)	0. 1500	0. 1800
Chlorure de sodium	0. 2080	0. 2050
Phosphate de soude	0. traces.	0. 0010
Carbonates de soude (anhydre)	0. 0800	0. 1350
— de fer et de manganèse	0. 0000	0. 0042
— de chaux	0. 0900	0. 1200
— de magnésie	0. 0830	0. 0550
— de lithine	0. 0090	0. 0005
Silice	0. 1600	0. 1060
Matière organique azotée	0. 0350	0. 1010

opérer par suite de la disposition des puits, j'ai retourné dans
l'eau elle-même toute la machine, et l'ai tenue à l'aide de la
ficelle en suspension au milieu de l'eau minérale. Bientôt les
bulles se sont accumulées sous le pavillon de l'entonnoir,
puis ont rempli l'éprouvette. C'est alors que sous l'eau j'ai
séparé cette éprouvette, et qu'il m'a été possible de l'enlever
pour en examiner de suite et analyser le gaz qu'elle renfermait.

Ce gaz invisible comme l'air, soumis à la potasse, puis
aux moyens eudiométriques (phosphore, protosulfate de fer
et potasse, etc.), s'est montré composé, à très peu près, de
la même manière pour les principales sources (César, Delamarre, Douche de vapeur, bains du Milieu et Escalier), savoir
sur 100 parties :

D'acide carbonique	3.5 à 3.7	
D'azote	86.6 à 87.3	100
D'oxygène	9.9 à 9.0	

Le gaz dégagé de l'eau minérale, mise aussitôt son puisement dans un ballon entièrement plein, et muni, à l'aide
d'un bouchon, d'un entonnoir dans lequel était placée l'é-
prouvette pleine de liquide destinée à recueillir le gaz dégagé, a produit des résultats un peu différents, c'est-à-dire
beaucoup plus d'acide carbonique; quand on chauffa surtout
jusqu'à la séparation des carbonates terreux que tenait dissous cet acide à l'état de bicarbonates, on a eu :

Acide carbonique	30	
Azote	52.5	100
Oxygène	17.5	

§ VIII. EXAMEN DU GAZ FOURNI SPONTANÉMENT PAR LES
CONFERVES, ET DE CELUI OBTENU APRÈS LEUR PRESSION
SOUS L'EAU.

Les conferves qui tapissent les piscines de l'établissement,
et qui constituent, tant sur les parois qu'au fond de ces
sortes de bassin, ce qu'on appelle *limon*, aux établissements
thermaux, laissent dégager par intermittences rapprochées,

des bulles de gaz que j'ai recueillies par l'appareil dont je viens de faire la description.

Ce gaz, analysé, a beaucoup d'analogie avec celui qui s'échappe du fond des puits ; il était composé, sur 100 :

D'acide carbonique	2 à 1.8	
Azote	89.7 à 89.0	100
Oxygène	8.3 à 9.2	

Lorsque les conferves sont exprimées sous l'eau, convenablement, il sort de leurs parties celluleuses un gaz qui peut être également recueilli ; ce gaz est assez *oxygéné*, et cela en raison sans doute de ce que la plante elle-même a décomposé en partie l'acide carbonique pour s'en assimiler le carbone. Il y a déjà plusieurs années, M. Robiquet a annoncé que le gaz des conferves de Néris est plus oxygéné que l'air ordinaire ; celui que j'ai extrait par pression, des conferves recueillies dans les piscines d'Évaux, m'a donné :

Acide carbonique	2	2.2	2.1	
Azote	71	70.0	70.4	100
Oxygène	27	27.8	27.5	

C'est-à-dire à peu près 29' au lieu de 21 qui constitue l'air atmosphérique.

§ IX. DES CONFERVES DE L'EAU MINÉRALE D'ÉVAUX.

J'ai dit précédemment que les piscines où coule le trop-plein des puits, et ces puits eux-mêmes, sont tapissés par une grande quantité de conferves ; elles sont d'un magnifique aspect, d'un beau vert en filaments déliés et soyeux ; on les rapporte pour la plupart aux genres *Analbaïna monticulosa* et *Zignema*, cependant on y a découvert aussi quelques *Oscillaires*. La formation de ces conferves a lieu d'une manière qui semblerait indiquer qu'elles résultent de l'organisation de germes préexistant dans l'eau. Ainsi, on aperçoit d'abord à la surface du liquide une sorte de crasse grisâtre qui bientôt s'étend, augmente de volume, et prend une teinte verte ; puis on voit des filaments paraître. La matière continue à augmenter de volume, se remplit de gaz qui lui donne une apparence celluleuse et la maintient à la surface de l'eau. Peu à peu des parties de gaz s'échappent et la masse tombe au fond des bassins, où elle s'attache et continue à végéter. Lorsqu'on agite les parties adhérentes aux parois ou au fond des bassins, on en fait sortir des chapelets de gaz, et même on en voit qui s'échappe spontanément par intermittences de ces mêmes conferves.

L'odeur de ces végétaux, quand ils ont été retirés de l'eau, rappelle beaucoup celle des plantes marines, et me fit supposer qu'ils renfermaient de l'iode.

Placées dans des éprouvettes au milieu de l'eau pure privée d'air ou d'eau très aérée, elles ont à peine subi quelques modifications, et n'ont fourni, après un mois de contact, que quelques bulles gazeuses. Cependant, ces conferves exprimées et remises dans l'eau, *à l'air libre*, fournissent bientôt par l'agitation des bulles de gaz très nombreuses.

Abandonnées dans l'eau, elles y végètent d'abord, puis l'eau qui surnage devient d'un aspect glaireux, d'une odeur d'intestins gâtés, et souvent lorsqu'elle renferme des sulfates elle prend un goût sulfureux d'hydrosulfate. Cet effet se fait remarquer dans le bassin du puits de César où l'hydrosulfate formé par le sulfate de l'eau, réagit sur les matières du sol, et donne un *sulfure noir* ferrugineux.

Quand on soumet les conferves dont nous parlons à une ébullition prolongée dans l'eau, elles se ramollissent beaucoup, deviennent comme gélatineuses, et le liquide précipite abondamment par le tannin.

Je n'ai pas eu l'idée de faire l'analyse de ces conferves; je rappellerai seulement celle faite par M. Legripp.

D'après l'analyse de ce chimiste, elles contiennent :

Du carbonate terreux et beaucoup de carbonate de fer.

Des chlorures de sodium, et un sel de lithine et de potasse.

Du sulfate de chaux.

Du soufre.

De l'alumine et de la silice.

De la gélatine.

De l'albumine.

De la pectine.

Une résine à odeur de rhue.

Une matière brune extractive.

Un acide végétal et de l'eau.

Il me restait principalement à constater, d'après l'odeur *iodique* que j'avais cru remarquer, si elles renferment ou non de l'iode.

J'ai donc pris une certaine quantité de ces conferves préalablement bien lavées et exprimées dans un linge, puis je les ai calcinées soit seules, soit avec de la soude pure à l'alcool (exempte d'iode) dans une capsule de porcelaine neuve. La calcination poussée convenablement, j'ai lessivé le résidu par l'eau distillée, et le liquide concentré aux deux tiers a été mêlé avec une solution récente d'amidon. Aussitôt que j'ai eu versé dans ce mélange un très léger excès d'acide sulfurique ou d'acide nitrique, tous deux très purs, j'ai vu apparaître, avec le premier, une nuance violette, et avec le deuxième, une nuance bleue, indice manifeste de la présence d'un iodure dans le produit examiné.

Cet essai, répété six fois, ne m'a jamais fait défaut; il a été reproduit de même sur des conferves prises par moi aux bains de Néris et sur d'autres apportées de Vichy; dans tous ces cas la présence de l'iode a été manifeste.

Il existe donc de l'iode, ou un principe iodique, dans les conferves, et principalement dans celles des bassins d'Évaux.

§ X. CONSIDÉRATIONS SUR LA NATURE CHIMIQUE DE L'EAU D'ÉVAUX AU SORTIR DE SA SOURCE.

D'après l'analyse du résidu de l'évaporation de l'eau des diverses sources d'Évaux, on est en droit de la considérer comme une eau saline minéralisée principalement par le *sulfate* et le *chlorure sodique, associés à un carbonate alcalin* ; ce serait donc, avons-nous dit, *une eau sulfatée natreuse* (sulfatée et carbonatée sodique).

Cette manière de voir doit cependant être modifiée par les raisons que je vais exposer.

J'avais remarqué, pendant l'évaporation de l'eau minérale qui m'occupe, que, vers la fin de l'opération, il se sépare une grande quantité de silice qui apparaît sous la forme gélatineuse; le produit fait aussi alors une très vive effervescence avec les acides, et est d'une forte alcalinité ; j'avais vu, en outre, qu'en ajoutant dans l'eau d'Évaux un certain excès d'acide sulfurique on n'obtient en acide carbonique qu'un dégagement peu abondant, même après avoir chauffé longtemps, et en même temps il se sépare une proportion fort notable de silice très hydratée qui nage au fond du liquide, et se sépare en gelée après l'évaporation ; enfin, en chauffant longtemps (ce point est nécessaire) un poids connu d'eau minérale avec l'acide sulfurique dans un ballon convenable, et recueillant tout le gaz, puis l'analysant, je n'ai eu en acide carbonique qu'un volume dont le poids dépassait à peine celui constituant les carbonates terreux, supposés *bicarbonates*, comme cela doit être dans l'eau intacte.

Je pensai donc, et ce fait me paraît s'appliquer à beaucoup d'eaux minérales alcalines, ainsi que j'ai eu plusieurs fois occasion de le remarquer, que la majeure partie du carbonate de soude obtenu dans le produit de l'évaporation, provenait de la décomposition d'un silicate primitif à base de soude altéré plus tard par l'acide carbonique de l'air extérieur.

La proportion de silice séparée de l'eau est bien supérieure à celle que ce liquide peut en dissoudre même à l'état gélatineux, ce qui suppose aisément une combinaison soluble en silicate.

Je crois donc que dans l'eau d'Évaux, au sortir de la source, la soude se trouve en presque totalité, combinée avec la silice, à l'état de silicate, à côté des sulfate et chlorure sodique; ce serait alors une eau *saline sulfatée et silicatée natreuse.* Les terrains primitifs, à base de roches feldspathiques d'où sortent les sources, permettent de penser aussi que l'eau a pu emprunter une partie de ses éléments minéralisateurs à la nature même de ces terrains.

> NOTA. Il est possible que pour beaucoup d'eaux alcalines gazeuses leur formation première provienne d'un silicate primitif, décomposé par l'acide carbonique dont il existe des foyers considérables dans le sein du globe.

L'existence d'un *silicate de soude*, à côté des bicarbonates de chaux, de magnésie et de strontiane, n'a rien d'incompatible; si l'on mêle, en effet, un silicate de ce genre avec une solution étendue de bicarbonate de chaux, il ne se fait aucun précipité. Il est facile de préparer le silicate de soude en mettant en contact à chaud un assez grand excès de silice, séchée modérément, avec une solution de soude pure, puis étendant d'eau et filtrant. Le liquide traité par un acide se prend souvent en masse gélatineuse, s'il est un peu concentré.

Quand on emploie du carbonate de soude au lieu de soude pure, dans ce cas il se fait de même un silicate, mais en même temps un bicarbonate, à moins qu'on n'ait fait bouillir longtemps le mélange.

Tout concourt donc ici à donner quelques motifs de comprendre la formation des eaux *silicatées* et des eaux *alcalines gazeuses*.

§ XI. EXAMEN D'UNE EFFLORESCENCE SALINE QUI TAPISSE LES MURS ET LE SOL DES CABINETS DES BAINS A ÉVAUX.

Sur tous les murs et sur le sol des cabinets des bains, ainsi qu'autour des baignoires, on remarque une efflorescence saline ayant plusieurs lignes d'épaisseur ; cette efflorescence est formée d'aiguilles prismatiques blanches que l'on peut enlever aisément à l'aide d'une carte. La composition de ce sel est la même que celle de l'eau minérale; ainsi, on y trouve d'abord beaucoup de *sulfate de soude*, puis du *carbonate* et du *chlorure sodique*, quelques traces de *silice* et de *carbonates terreux* associés à une *matière organique*, ainsi qu'à des indices d'*oxyde de fer.*

C'est à la vapeur de l'eau minérale qui s'échappe des baignoires, ou surtout à l'eau des appareils des douches, qu'il faut rapporter la production de cette efflorescence.

On voit, en outre, sur plusieurs murs des cabinets, des conferves vertes qui se sont développées au contact de l'air. J'ai remarqué le même fait à l'établissement de Néris, et à celui d'Aix en Savoie.

§ XII. DE L'EAU MINÉRALE DES DIVERSES SOURCES D'ÉVAUX EN PARTICULIER.

Parmi les nombreuses sources qui alimentent l'établissement thermal d'Évaux, j'en ai cité sept principales, savoir :

1° La source de César ;

2° Du bain de l'Escalier ;

3° Du bain du Milieu ;

4° De la Douche de vapeur ;

5° Du Bain-Carré ou source Delamarre ;

6° La Source nouvelle ;

7° Enfin du Petit-Cornet.

Je vais examiner en particulier ces diverses sources.

Source dite de César. — Cette source, ainsi nommée parce que son origine paraît remonter à l'époque romaine, est située la première à gauche en arrivant à l'établissement, et sur la partie la moins déclive du sol.

Elle est encaissée dans un puits de construction romaine, sur lequel repose, à quelques pieds au-dessus du sol, une construction moderne circulaire dans laquelle s'élève l'eau à douze pieds environ du fond de la source, et s'échappe par un trop-plein dans les piscines inférieures. L'eau qui remplit cette espèce de puits ouvert à l'air, ainsi que presque tous ceux des autres sources, n'a qu'une très légère odeur sulfureuse et bitumeuse fort éphémère ; au sulfhydromètre elle accuse une trace de principe sulfureux.

Sa température est de 55 *degrés centigrades.*

Sa pesanteur spécifique égale 1000,0943 d'après M. Legripp.

Elle n'a qu'une saveur saumâtre bien légère, suivie d'un goût sulfureux assez analogue à celui des sulfites.

Le linge qu'on lave dans cette eau présente, lorsqu'il est sec, cette odeur particulière sulfureuse d'une manière non douteuse.

Le papier de tournesol qu'on y plonge y vire un peu au rouge après quelques instants.

Une ébullition soutenue la trouble, et alors on obtient du gaz carbonique.

Des bulles abondantes de gaz s'échappent par intermittences assez rapprochées du fond du liquide, et viennent crever à sa surface.

Enfin, l'intérieur du puits de la source César est tapissé jusqu'au fond, sous l'eau, d'une grande quantité de conferves d'une couleur verte foncée, d'une texture assez compacte, et d'un aspect un peu différent de celles qui se développent dans les piscines au milieu d'une eau à 30 ou 35 degrés centigrades.

Voici la composition que j'attribue à l'eau de cette source, établie par le calcul sur 1000 grammes ou 1 litre de liquide.

Composition chimique primitive (1).

Azote avec un peu d'oxygène   Indéterminé.

Substances fixes.

Sulfate de soude (supposé anhydre)	0.gr.71700
Sulfate de potasse (supposé anhydre)	0. 00500
Chlorure de sodium	0. 16740
Chlorure de potassium	0. 00600
Silicate de soude (bisilicate)	0. 11700
Bicarbonate de soude	0. 05200
Silicate de lithine	0. 00130
Silicates d'alumine et de chaux	0. 07000
Sulfate de chaux	0. 02000

(1) Dans l'analyse de l'eau évaporée, on a obtenu par l'expérience les résultats suivants :

Phosphate alcalin soluble   Sensible.
Bicarbonate de chaux   0. 15230
Bicarbonate de magnésie   0. 04500
Bicarbonate de strontiane   0. 00400
Bicarbonates de fer et de manganèse, estimés 0. 00050
Bromure, iodure? et sulfhydrate alcalins.   Indiqués seulem.
Matière organique azotée.   Fort sensible.

OBSERVATIONS.

En considérant la quantité d'acide carbonique fournie par l'eau traitée à chaud par l'acide sulfurique, et après une ébullition soutenue, on reconnaît que cette quantité ne dépasse qu'à peine celle constituant la chaux et la magnésie en bicarbonates, que l'analyse fait reconnaître en carbonates, et qui ne peuvent exister dans l'eau primitivement qu'à l'état de bisels. Il y a donc lieu de penser que la soude est presque tout entière à l'état de silicate dans le liquide avant son évaporation.

Source nouvelle. —Cette source, découverte à quelques

Azote avec un peu d'oxygène.   Inapprécié.

Substances fixes.

Sulfate de soude (supposé anhydre)   0. gr. 71700
Sulfate de potasse (supposé anhydre) 0.   00500
Chlorure de sodium   0,   16740
Chlorure de potassium   · 0.   00600
Carbonate de soude (supposé anhydre) 0.   1.0395
Phosphate alcalin soluble.   Sensible.   }Représentant, *acide carbonique*, avec celui qui les constitue, bicarbonates 2 gr. 12.

Carbonates { de chaux   0. 10600
            { de magnésie   0. 03300
            { de strontiane   0. 00300
            { de lithine   0. 00130

Sulfate de chaux
Silice   0.1
Alumine   0.   } 0. 21100
Chaux
Peroxyde de fer et de manganèse
Iodure, bromure, sulfhydrate alcalins.   Indiqués seulement.
Matière organique azotée.   Fort sensible.

pieds de la précédente par M. Tripier, a été encaissée pendant mon séjour à Évaux.

Elle présentait beaucoup d'analogie avec celle de César.

Malgré son encaissement récent, l'eau, étant très claire, a été soumise aux expériences et à l'analyse chimique.

Sa température était de 47 degrés centigrades.

Voici la composition que j'assigne à l'eau de cette source au sortir du Griphon (1).

Azote avec oxygène.	Indéterminés.

Substances fixes.

Sulfate de soude (supposé anhydre)	1 gr.185
Sulfate de potasse (supposé anhydre)	traces.
Chlorure de sodium $\Big\}$	0. 267
Chlorure de potassium	
Silicate de soude (bisilicate)	0. 121
Bicarbonate de soude (anhydre)	0. 040
Silicate? de lithine.	Non apprécié.
Bicarbonates $\left\{ \begin{array}{l} \text{de chaux} \\ \text{de magnésie} \\ \text{de strontiane} \end{array} \right.$	0. 162
$\quad\quad$ de fer et de manganèse	traces.
Sulfate de chaux et phosphate alcalin soluble, bromure, iodure? $\left. \begin{array}{l} \\ \\ \end{array} \right\}$	
Sulfhydrate alcalin, silicate d'alumine	0. 103
Matière organique azotée	

Pour 1000 grammes d'eau.

Source de l'Escalier. — Dans un petit bâtiment, situé sur la gauche de la source César, et contenant cinq ou six bai-

(1) Par l'analyse directe on a eu après l'évaporation de l'eau :

Sulfate de soude (supposé anhydre)	1.185
Sulfate de potasse (supposé anhydre)	traces.
Chlorure de sodium $\Big\}$	0.267
Avec chlorure potassium	
Carbonate de soude (supposé anhydre)	0.169
Carbonates $\left\{ \begin{array}{l} \text{de chaux} \\ \text{de magnésie et de strontiane} \end{array} \right.$	0.105
Silice, alumine, lithine, fer, etc. $\left. \begin{array}{l} \\ \end{array} \right\}$	
Matières organiques, phosphate soluble	01.08

gnoires en briques, il existe, sous un escalier, une source abondante qui prend son nom de sa position (source de l'Escalier). Elle est de la même nature que les autres sources, et présente la température de 46,5 degrés centigrades.

On peut la considérer comme ayant la composition primitive suivante :

Azote avec un peu d'oxygène   Inapprécié.

Substances fixes.

Sulfate de soude	} (supposés anhydres)	0.gr, 966
Sulfate de potasse		
Chlorure de sodium	}	0. 250
Chlorure de potassium		
Silicate de soude (bisilicate)		0. 134
Bicarbonate de soude		0. 060
Silicate? de lithine		Indiqué.

Bicarbonates	{ de chaux	}	0. 270
	de magnésie		
	de strontiane		
	de fer et de manganèse		

Phosphate alcalin soluble	}	0. 150
Sulfate de chaux — silicate d'alumine		
Bromure, iodure? sulfhydrate alcalins		
Matière organique azotée		Sensible.

Pour eau 1000 grammes.

Nota. On a eu par l'analyse du produit de l'évaporation rapportée à pour 1000 gr. de liquide :

Sulfate de soude et de potasse (anhydres)	0.gr.966
Chlorure de sodium et de potassium	0. 250
Carbonate de soude	0. 150
Carbonates terreux	0. 180
Phosphate soluble, silice, alumine, fer, etc.	}
Iodure, bromure, etc. Inappréciés.	0. 150
Lithine.	

Sources du Milieu et de la Douche à vapeur. — Au milieu de la piscine rectangulaire placée au-dessous des trois sources qui viennent d'être citées, il en existe deux principales encaissées dans des puits en maçonnerie; l'une, au centre, est dite 1° *Source du bain du Milieu;* 2° l'autre, plus latérale à gauche, est la source de la *Douche de vapeur.*

Elles n'offrent rien de particulier avec les autres, leur température; seulement diffère entre elles, et celle du bain du Milieu est *plus variable*. On a eu :

Source du bain du Milieu.

Température 45,5 centigrades.

Source du bain de la Douche.

Température 51 à 52 centigrades.

Par l'analyse du résidu de l'évaporation de l'eau de ces sources, rapportée à 1 litre ou 1000 grammes, j'ai obtenu :

	Source du Milieu.	Source de la Douche
Sulfates de soude et de potasse (anhydres)	1.gr. 0130	0.gr. 7440
Chlorures de sodium et de potassium	0. 2580	0. 1600
Carbonate de soude (anhydre)	0. 1250	0. 1100
Carbonates terreux	0. 1410	0. 2500
Phosphate soluble, sulfate de chaux } Silice, alumine, fer, manganèse }	0. 1220	0. 3200
Lithine, bromure, iodure, etc. Indiqués.		

Composition primitive.

	Bain du Milieu.	Douche de vapeur.
Sulfate de soude } Sulfate de potasse } supposés anhydres	1.gr. 0130	0.gr. 7440
Chlorure de sodium } Chlorure de potassium }	0. 2580	0. 1600
Silicate de soude (bisilicate)	0. 1460	0. 1200
Silicate? de lithine	Sensible.	Sensible.
Bicarbonate de soude	0. 0310	0. 0170
Bicarbonates { de chaux / de magnésie / de strontiane / de fer et de manganèse }	0. 2200	0. 3610
Phosphate soluble, sulfate de chaux. Indiqués.		
Silicates, d'alumine de chaux } Matière organique azotée } Iodure, bromure, sulfhydrate }	0. 1220	0. 3200

Toujours pour eau minérale 1000 grammes.

Source du Bain-Carré, dite source Delamarre. — A droite en arrivant à l'établissement d'Évaux et au-dessus des piscines , ronde et rectangulaire , placées au centre , au bas d'une sorte de colline formée de remblais , dans laquelle même de nouvelles fouilles ont mis à découvert deux tuyaux anciens , l'un en cuivre, l'autre en plomb (indices probables de restes de constructions enfouies de ce côté), on voit une sorte de puits carré, profond de 10 pieds environ, offrant des conferves sur les parois et au fond sur le sol; c'est au fond de ce puits que sourd la source dite du *Bain-Carré* ou *Delamarre.*

Des bulles nombreuses de gaz s'en échappent par intervalles rapprochés , et viennent crever à la surface du liquide.

L'eau ne présente rien de particulier par sa composition chimique sur celle des autres sources.

La température de cette source est de 48 degrés centigrades. On a eu par l'analyse du résidu de l'évaporation de l'eau (1000 grammes) la composition suivante :

Sulfates de soude et de potasse (anhydres)	0. gr.	925
Chlorures de sodium et de potassium	0.	238
Carbonate de soude (anhydre)	0.	132
Carbonates terreux	0.	095
Silice, alumine, chaux, fer, manganèse, lithine} Indiqués Phosphate, iodure, matière organique, etc. }	0.	213

Composition primitive.

Sulfates de soude et de potasse (anhydres)	0. gr.	925
Chlorures de sodium et de potassium	0.	238
Silicate de soude avec lithine (bisilicates)	0.	192
Bicarbonate de soude	0.	080
Bicarbonates terreux avec fer manganèse	0.	141
Silicate d'alumine }		
Phosphate soluble }	0.	213
Iodure? bromure, sulfhydrate, matière organique azotée }		

Pour 1000 grammes.

Source sulfureuse du Petit-Cornet (1). — Parmi les sources minérales qui alimentent l'établissement d'Évaux, celle-ci est sans contredit une des plus importantes, à cause de son caractère *sulfureux* très manifeste.

Cette eau , dont la source n'est point apparente et existe

(1) J'ai eu pour résultat sur le produit de l'évaporation de l'eau faite

sans doute sous la chaussée centrale qui sépare les piscines, coule au long d'un petit escalier dans la piscine gauche, à l'aide d'un petit tube en plomb recourbé.

Elle offre une température de 54 degrés centigrades.

Sa saveur est analogue à celle de l'eau des sources précédentes, mais elle laisse un goût sulfureux assez prononcé dans la bouche; l'odeur qu'elle exhale est également sulfureuse, et par beaucoup de moyens analytiques elle manifeste la présence d'un principe hépatique, comme d'autres expérimentateurs l'avaient déjà indiqué avant moi. Ainsi, vient-on a y plonger pendant quelque temps une petite feuille d'argent, on voit celle-ci prendre une teinte bistrée; vient-on à laisser couler l'eau sur une pièce d'argent *très exactement décapée*, cette pièce brunit assez promptement et acquiert ensuite une teinte noire.

Le produit de l'évaporation de l'eau dégage une odeur de sulfite et d'hyposulfite non douteuse.

L'eau intacte, traitée par le nitrate d'argent, fournit un précipité caillebotté qui, mêlé d'ammoniaque en excès, laisse séparer un dépôt noir de sulfure métallique.

Enfin, par le sulfhydromètre, l'eau marque par litre 2 degrés 8/10me, ce qui indique en sulfhydrate alcalin 0. gr. 00789.

La nature sulfureuse du résidu de l'évaporation de l'eau

en grand, et rapportée par le calcul à 1000 grammes de liquide :

Sulfate de soude ⎱ supposés anhydres ⎰	0. gr. 7079
Sulfate de potasse ⎰	0. 0050
Chlorure de sodium	0. 1762
Chlorure de potassium	0. 0080
Carbonate de soude (supposé anhydre)	0. 1287
Hydrosulfate de soude	0. 0078
Carbonates ⎧ de chaux	0. 1810
⎨ de magnésie	0. 0680
⎩ de strontiane	0. 0024
Phosphate soluble, sel de lithine	0. 0020
Silice, alumine, fer, manganèse ⎫	
Matière organique azotée ⎬	0. 1760
Iodure? bromure? etc. ⎭	

me fait considérer l'acide hydrosulfurique comme primitivement combiné à l'état salin non ammoniacal et se dégageant à l'air par son altération successive.

Je me suis attaché particulièrement à l'analyse de l'eau de cette source, ainsi qu'à celle du puits César, parce qu'elles sont les plus importantes de l'établissement.

L'acide carbonique, fourni par l'eau primitive, suffit à peine au-delà pour constituer les carbonates terreux en bicarbonates ; la soude doit donc être aussi presque tout entière à l'état de silicate.

La pesanteur spécifique de l'eau du Petit-Cornet est de 1001,375 d'après M. Legripp, ce qui ne peut être exact. J'établis ainsi la composition primitive de l'eau de cette source par litre, savoir :

Azote avec très légères traces d'oxygène.   Inapprécié.

Substances fixes.

Sulfate de soude } supposés anhydres {	0.gr.7079
Sulfate de potasse	0. 0050
Chlorure de sodium	0. 1762
Chlorure de potassium	0. 0080
Bisilicate de soude } supposés anhydres {	0. 1300
Bicarbonate de soude	0. 0550
Hydrosulfate de soude (sulfhydrate)	0. 0078
Bicarbonates { de chaux	0. 2580
de magnésie	0. 1020
de strontiane	0. 0036
de fer et de manganèse	Indiqués.
Silicate? de lithine	0. 0011
Silicate d'alumine et sulfate de chaux	0. 0640
Phosphate soluble, iodure, bromure	Indiqués.
Matière organique azotée.	Indiqués sensibles.

TABLEAU de la composition chimique de l'eau minérale des diverses sources d'Evaux prise au sortir
des sources et établie sur 1000 grammes de liquide.

SUBSTANCES MINÉRALISANTES.	Source César.	Source Petit-Cornet, source SULFUREUSE.	Source nouvelle.	Source du Milieu.	Source Douche vapeur.	Source de l'Escalier.	Source Delamarre ou bain carré.
Azote, avec un peu d'oxigène	indétermin.	id.	id.	id.	id.	id.	id.
SUBSTANCES FIXES.	gramm.	gramm.	gramm.	gramm.	gramm.	gramm.	gramm.
Sulfate de soude (supposé anhydre).	0,71700	0,70790	1,185	1,013	0,744	0,960	0,925
Sulfate de potasse id.	0,00500	0,00500					
Chlorure de sodium.	0,16740	0,17620	0,267	0,258	0,160	0,250	0,238
Chlorure de potassium.	0,00600	0,00860					
Silicate de soude (bisilicate)	0,11700	0,13009	0,191	0,146	0,120	0,134	0,192
Hydrosulfate de soude (sulfhydrate).	indices.	0,00789	indices.	ind.	ind.	ind.	ind.
Bicarbonate de soude (anhydre)	0,05000	0,05500	0,040	0,031	0,017	0,060	0,080
Bicarbonates { de chaux..	0,15200	0,25800					
de magnésie.	0,04500	0,10200	0,162	0,220	0,361	0,270	0,141
de strontiane	0,00400	0,00350					
de fer et de manganèse, évalué.	0,00050	0,00050	traces.	traces.	traces.	traces.	traces.
Silicate? de lithine	0,00130	0,00110	id.	ind.	ind.	ind.	ind.
Phosphate soluble.	traces.	traces.	traces.	traces.	traces.	traces.	traces.
Sulfate de chaux	0,02000	0,02000	0,108	0,122	0,320	0,150	0,213
Silice, alumine (silicate)	0,07000	0,06400					
Matière organique azotée.	sensible.	sensible.	id.	id.	id.	id.	id.
Bromure et iodure? alcalins.	id.	id.	id.	id.	id.	id.	id.

§ XIII. CONCLUSIONS.

D'après les résultats obtenus dans ce travail, on peut conclure :

1° Qu'il existe à Évaux un grand nombre de sources d'eau minérale thermale, dont sept ou huit sont bien distinctes ;

2° Que ces sources très abondantes paraissent être alimentées par un foyer unique, car leur eau présente la même composition chimique, et ne diffère seulement que par quelques légères différences dans la température et dans la pro - portion de leurs principes minéralisateurs ;

3° Que d'après la nature chimique de ces principes les plus importants, on peut considérer l'eau d'Évaux comme une eau saline, qu'on désignera sous la dénomination de *sulfatée et silicatée natreuse ;*

4° Que l'eau de toutes les sources offre bien un indice de caractère sulfureux, mais qu'il en est une où ce caractère est assez tranché (celle du Petit-Cornet) pour que l'eau puisse être considérée comme très sensiblement *sulfureuse ;*

5° Que la température des diverses sources est généralement constante dans la plupart, et s'élève de 46 à 55 degrés centigrades ;

6° Que l'abondance de l'eau de ces différences sources pourrait suffire à alimenter un établissement thermal très considérable ;

7° Qu'il se dégage de toutes les sources et du fond des piscines un gaz composé en grande partie d'azote, avec un peu d'oxygène et d'acide carbonique ;

8° Que le carbonate de soude qu'on trouve à côté du sulfate dans le résidu de l'évaporation de l'eau d'Évaux, ne paraît pas y préexister, mais provient de la décomposition d'un silicate alcalin primitif, accompagné de   aces de *lithine ;*

9° Qu'il se développe dans l'intérieur des puits qui renferment les sources, et particulièrement dans les piscines, des quantités considérables de conferves du plus bel aspect, paraissant appartenir en général aux genres *anabaïma* et *zygnema;*

10° Que ces conferves, désignées dans le pays sous le nom de *limon*, et employées comme topiques pendant l'usage des bains, renferment une proportion notable de *principe iodique*, dont l'eau elle-même paraît contenir aussi quelques indices (1) ;

11° Que les eaux d'Évaux sont employées en bains, en douches, en boissons, et qu'elles semblent, depuis un temps immémorial, jouir de propriétés médicales bien reconnues.

§ XIV. ANNOTATIONS.

Je ne terminerai pas ce travail sans faire les vœux les plus ardents pour appeler l'attention du Gouvernement sur les eaux d'Évaux. L'abondance des sources, les restes de constructions romaines qui attestent l'importance reconnue à ces eaux par les Romains, les vestiges de ces constructions qu'on découvre chaque jour par de nouvelles fouilles, la thermalité de ces eaux et leurs vertus curatives appuyées sur l'expérience de plusieurs siècles, font penser que les thermes d'Évaux, agrandis convenablement, pourront reprendre un jour une partie de leur ancienne vogue et de leur antique splendeur.

Lu et adopté en séance le 2 avril 1844.

O. HENRY, rapporteur.

Pour copie conforme :   *Pour le secrétaire perpétuel ,*

FRÉD. DUBOIS (d'Amiens),
Secrétaire annuel.

---

(1) Cet iode a été reconnu aussi dans les conferves prises à Néris, à Vichy. Il est probable qu'il appartient à beaucoup de végétaux de ce genre.